숨이 멎는 밤
(feat. 코골이)

숨이 멎는 밤

(feat. 코골이)

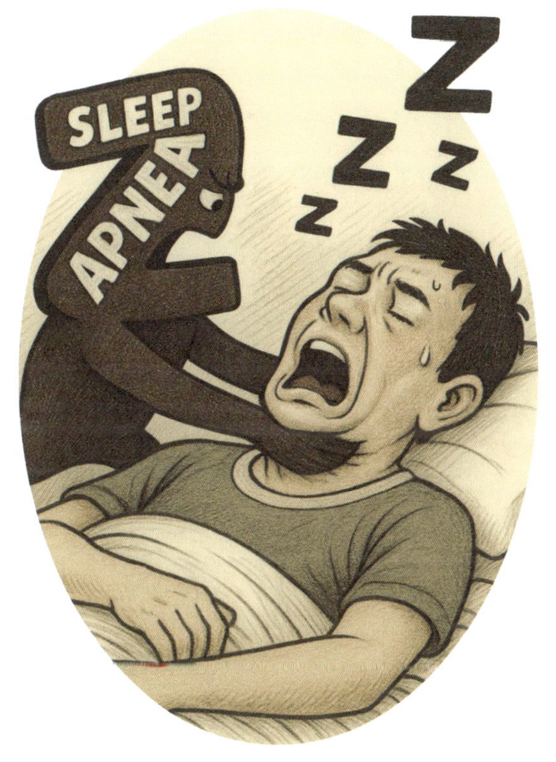

유제원 지음

좋은땅

목차

당신의 코골이는
몸이 보내는 신호입니다

"그냥 피곤해서 그런 거 아닐까요?"

진료실에서 가장 자주 듣는 말 중 하나입니다.

하지만 저는 그 말 속에서 수많은 오해, 불안, 그리고 놓치고 있는 진실들을 봅니다.

코를 곤다는 건 단순히 시끄러운 일이 아닙니다.

우리는 잠을 자는 동안에도 숨을 쉬어야 하고, 그 숨길이 좁아질 때마다, 몸은 소리로 신호를 보냅니다.

그 소리가 바로 **코골이**입니다.

■ 소리로만 듣고 넘기기엔, 놓치고 있는 게 많습니다

"아빠 코 고는 소리 때문에 잠을 못 자요."

"신혼인데, 침실을 따로 써야 하나 고민 중이에요."

"아이도 코를 고는데, 괜찮은 건가요?"

"하도 피곤해서 그런 줄 알았는데… 알고 보니 수면무호흡증이라네요."

진료실에 찾아오는 분들 중 많은 분들은

이미 **오랜 시간 혼자서 불편을 참아 온 사람들**입니다.

혹은 가족의 코골이를 매일 듣고 있지만,

그게 건강의 문제라고는 상상도 하지 못한 사람들입니다.

더 안타까운 건,

"수면다원검사? 그거 좀 거창한 거 아니에요?"

"양압기? 저 그런 기계 끼고 못 자요."

이렇게 이야기하며 **치료의 문 앞에서 주저하는 분들**도 많다는 겁니다.

■ 코골이는, 습관이 아니라 질환입니다

단순한 입 벌리고 자는 습관이 아닙니다.

숨이 막히는 수면장애이며, 치료 가능한 질환입니다.

치료하지 않으면 심하면 낮 졸림, 두통, 기억력 저하,

그리고 고혈압, 부정맥, 심장질환으로까지 이어질 수

있습니다.

코를 고는 본인은 모를 수 있지만, 몸은 기억합니다.

숨을 멈추는 그 순간을.

■ 이 책은 '혼나지 않는 설명서'입니다

이 책은 코골이 환자분들을 '가르치기' 위해 쓰지 않았

습니다.

'고쳐야 한다'고 닦달하지도 않습니다.

다만 조용히, 부드럽게,

'당신이 겪는 그 현상이 어떤 의미인지' 알려 드릴 겁니

다.

그리고

'생각보다 쉽게, 그리고 효과적으로'

코골이를 치료하고 관리할 수 있다는 걸 보여 드릴 겁
니다.

사례로 시작하고,

쉬운 해부학으로 설명하고,

치료법은 현실적으로 소개하겠습니다.

말투는 최대한 따뜻하게,

'혼나지 않는 설명서'답게.

■ 잠을 잘 잔다는 건,

숨을 편히 쉰다는 뜻입니다.

당신이 편안히 숨을 쉬며,

소리 없는 잠을 잘 수 있도록

이 책이 작은 안내서가 되길 바랍니다.

2025년

이비인후과 전문의

유제원 올림

PART 1

코골이, 병인가요?
습관인가요?

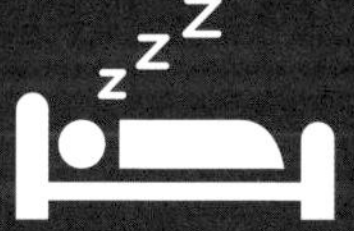

1장

"저 코 골아요?"
– 코골이의 시작

"선생님, 저 코 고나요?"

진료실에서 이런 질문을 들을 때마다 웃음이 나올 뻔하지만,

실은 참 진지한 질문입니다.

왜냐하면 코골이는 **스스로는 모르고,**

옆에 자는 사람만 아는 증상이기 때문이죠.

보통 이 질문은 다음과 같은 상황에서 나옵니다.

- 아내가 자꾸 딴 방에서 자자고 해서요.
- 자고 나면 머리가 띵하고, 낮에도 계속 졸려요.

- 여행 갔다가 친구들한테 엄청 놀림받았어요.
- 갑자기 애가 자는데 너무 큰 소리를 내더라고요.

코를 고는 당사자는 아침에 일어나서

'잘 잤다'고 생각할지 몰라도,

실은 한밤중 내내 숨이 막히고, 깨고, 다시 자는 과정
을 반복한 겁니다.

그리고 그 소리는

침실 밖까지 울려 퍼지기도 하죠.

(※ 실제로 스마트폰 녹음기로 본인의 코골이를 처음
듣고 놀라는 분, 정말 많습니다.)

■ **"피곤해서 그랬겠죠"라는 말**

많은 사람들이 처음엔 이렇게 생각합니다.

"요즘 좀 피곤해서 그랬나 보다."

"술 마셔서 그런 거겠지."

"살 좀 쪄서 그런가?"

맞아요. 이 모든 것이 코골이의 원인이 될 수 있습니다.

하지만 문제는,

이걸 **'일시적인 상황'으로만 치부하면,**

그 뒤에 숨어 있는 **'진짜 문제'를 놓칠 수 있다는 것이**
에요.

예를 들어 볼게요:

- **단순한 코골이**는 일시적일 수 있어요.

  (감기, 알레르기, 술 마신 날 등)

- 하지만 **매일같이, 몇 년째, 소리도 크고,**

  숨이 멈췄다가 다시 튀어나오는 것 같다면?

  → 그건 **수면무호흡증일 가능성**이 높습니다.

■ 코골이는 소음이 아니라 '신호'입니다

우리가 자는 동안 공기가 지나가는 길이 좁아지면,

그 통로(상기도)의 조직들이 떨리면서 **소리가 나게 됩**
니다.

그게 바로 **코골이의 정체**예요.

공기 + 좁아진 숨길 + 진동 = 코골이

처음엔 단순한 진동일지 몰라도,
숨길이 너무 좁아지면
공기가 **완전히 차단**되기도 합니다.
그게 바로 '**수면무호흡증**(Sleep Apnea)'이죠.
이때는 몸이 산소 부족 상태에 빠지고,
수면의 질이 심각하게 떨어집니다.

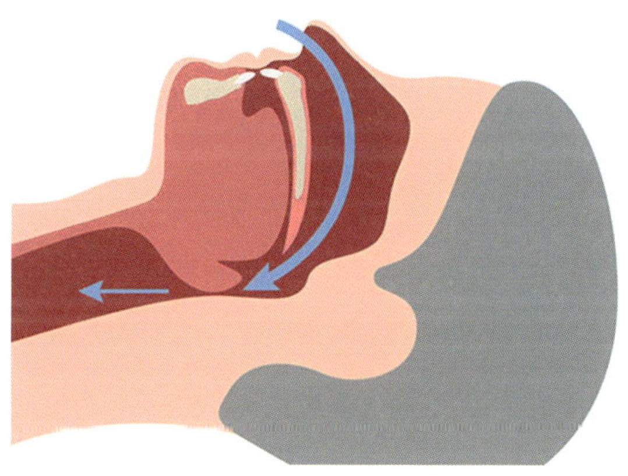

특히 아래와 같은 경우 코골이가 더 잘 생깁니다:

- **비만**: 목과 턱 주변에 지방이 쌓이면 기도가 더 쉽게 좁아져요.

- **턱 구조의 문제**: 턱이 작거나 뒤로 들어간 경우, 혀가 목 뒤로 더 많이 밀리게 되어 기도가 좁아지기 쉬워요.

- **코막힘**: 비염, 축농증 등으로 코로 숨 쉬는 게 어려우면 입으로 숨을 쉬게 되는데, 이때 코골이가 심해질 수 있어요.

- **음주나 수면제**: 근육을 더 이완시켜 기도를 쉽게 막히게 만들어요.

■ 코골이의 시작은 '내가 못 느끼는' 증상입니다

코골이의 무서운 점은,

'내가 자는 동안 생긴다'는 겁니다.

그래서 대부분의 환자들은 이런 과정을 겪어요:

1. 가족에게 지적받는다.

2. 처음엔 부끄럽고, 대수롭지 않게 여긴다.

   숨이 멎는 밤(feat.코골이)

3. 증상이 점점 심해지고, 낮에도 피곤해진다.

4. 결국 병원을 찾는다. (때론 심각해진 뒤에야)

■ 그렇다면 코골이, 그냥 두면 어떻게 될까요?

- 낮 졸림, 만성 피로

- 아침 두통, 집중력 저하

- 기억력 감퇴, 우울감

- **고혈압, 부정맥, 당뇨** 악화

- 심한 경우 **뇌졸중 · 심장마비** 위험 증가

이건 겁을 주려는 게 아니에요.

실제 **논문으로도, 임상경험으로도** 충분히 검증된 사실입니다.

■ 이제 중요한 건 '조용히 걱정만 하지 말고'

제대로 알아보는 것입니다.

코골이는 충분히 **진단 가능**하고,

치료 방법도 다양하며,

생활 속에서 개선할 수 있는 부분도 많습니다.

가장 먼저 해야 할 일은,
'내가 지금 어떤 유형의 코골이를 하고 있는가?'를
정확히 파악하는 거예요.

이 책의 다음 장에서는
코골이와 수면무호흡증이 어떻게 다른지,
몸에 어떤 일이 일어나고 있는지
쉬운 말로 풀어 드릴게요.

■ 정리

- 코골이는 본인은 모르는 증상입니다.
- 처음엔 우연처럼 시작되지만, 반복되면 반드시 평가가 필요합니다.
- 코골이는 소리가 아니라 **숨이 보내는 경고 신호**입니다.
- 조용히 넘기지 말고, 천천히 정확히 알아봅시다.

숨이 멎는 밤(feat.코골이)

2장

코골이, 숨길 문제인가
숨 막히는 문제인가

"코 고는 소리야 그냥 참고 살지 뭐…"

하지만 그게 단순히 '피곤한 날의 소리'가 아니라

숨이 막혀서 생기는 소리라면 어떨까요?

그 소리는 **몸이 SOS를 보내는 신호**일 수 있습니다.

바로 '수면무호흡증'이라는 질환 때문입니다.

■ 수면무호흡증? 들어는 봤지만…

'수면무호흡증(Obstructive Sleep Apnea, OSA)'이란

자는 동안 숨을 쉬는 통로가 반복적으로 막히면서

숨이 '*10초 이상 멈추는*' **현상**을 말합니다.

"그 정도면 깨지 않아요?"

→ 놀랍게도, 많은 사람들은 **자신이 깼는지도 모릅니다.**

이건 '완전히 깨는' 게 아니라,

뇌가 아주 짧게 깨어 호흡을 다시 시작시키는 현상이기 때문입니다.

이런 '미세각성'이 **하룻밤에 수십~수백 번씩 반복**되면 다음날 이렇게 됩니다:

- **피로와 졸림**: 아무리 오래 자도 피곤해요. 낮에 졸립고, 집중도 안 돼요.
- **두통, 기억력 저하**: 산소가 부족한 상태가 반복되면서 뇌에 영향을 줄 수 있어요.
- **고혈압, 심장병, 당뇨 위험 증가**: 수면무호흡이 반복되면 혈압과 심장에 큰 부담을 줘요.
- **정서 변화**: 우울감이나 불안이 심해지는 경우도 있습니다.

■ **체크해 보세요 - 혹시 당신도?**

다음 항목 중 3개 이상 해당된다면,

단순한 코골이가 아니라 **수면무호흡증**일 가능성이 있습니다.

☑ 밤에 코를 많이 곤다. (특히 등으로 누웠을 때 심함)

☑ 자는 중 숨이 멈춘다고 가족이 말한다.

☑ 자주 깨고, 화장실에 여러 번 간다.

☑ 아침에 두통이 있다.

☑ 낮에 심하게 졸리다.

☑ 집중력이 떨어지고, 기억이 흐릿하다.

☑ 혈압이 높아졌다.

☑ 평소보다 감정 기복이 심하다.

■ **앱워스 졸음척도 검사(ESS: Epworth Sleepiness Scale)**

이는 **주간 졸림 정도**를 측정하는 설문입니다. 특히 수면무호흡증(코골이 포함)이 의심될 때 자주 활용되는 설문 검사입니다.

총 8개의 상황에서 졸릴 가능성을 점수화합니다.

질문:

1. 앉아서 독서할 때

2. TV를 볼 때

3. 회의나 강의 등 공공장소에서 가만히 앉아 있을 때

4. 승객으로 자동차를 타고 1시간 이상 쉬지 않고 갈 때

5. 오후에 누워서 쉬고 있을 때

6. 대화 중에 가만히 앉아 있을 때

7. 점심식사 후 조용한 곳에서 가만히 있을 때(술은 마시지 않은 상태)

8. 교통체증 중 운전할 때(운전자가 아닐 경우 생략)

다음 각 상황에서 졸릴 가능성을 0~3점으로 표시해 주세요.

점수	설명
0점	절대 졸지 않는다
1점	가끔 졸릴 수 있다
2점	자주 졸릴 수 있다
3점	거의 항상 졸린다

점수 해석:

- 0~9점: 정상적인 수준
- 10~12점: 약간의 졸음(의심 요함)
- 13~15점: 중등도 졸음(검사 권장)
- 16점 이상: 심한 졸음(진료 강력 권장)

이처럼 증상 유무나 간단한 설문으로도 코골이나 수면무호흡증을 의심할 수 있습니다.

■ **수면무호흡은 '몸 전체의 부하'입니다**

단순히 '잠 잘 못 잔' 게 아닙니다.

수면무호흡이 반복되면 이렇게 됩니다:

- **산소포화도 감소** → 뇌와 심장이 산소 부족에 시달림
- **교감신경 항진** → 아드레날린 과잉, 혈압상승, 맥박 증가
- **수면의 질 저하** → 깊은 수면 단계에 도달하지 못함
- **당 대사 이상** → 당뇨병 위험 증가
- **우울, 불안, 무기력감** → 정신 건강에도 영향

한 마디로, **자는 동안 몸이 계속 '싸우고 있는'** 상태가
되는 거예요.

싸우면서 자면… 쉴 수 있을까요?

■ 수면무호흡증, 이럴 땐 꼭 진료받아야 해요

- 잠든 직후 갑자기 "훅" 숨 쉬며 깨는 경우

- 가족이 "자는 동안 숨을 멈춘다"고 말할 때

- 심한 코골이 + 고혈압, 당뇨, 심장질환이 동반될 때

- 자다가 자주 깨고, 땀이 많이 날 때

- 아침에 입이 마르고 두통이 있을 때

- 낮에 졸려서 운전 중 깜빡하거나 사고 날 뻔한 경험
  이 있을 때

이런 증상은 단순히 "잠을 잘 못 잔 거겠지"라고 넘기
면 안 됩니다.

정확한 진단과 치료가 꼭 필요합니다.

■ **"그럼 진단은 어떻게 하나요?"**

다음 장에서는 병원에서 어떤 검사를 하는지,

     숨이 멎는 밤(feat.코골이)

잠자는 동안 숨이 막히는 걸 어떻게 '측정'하는지
알아볼 거예요.

낯설고 어렵게 느껴지지만,

사실 알고 보면 그렇게 복잡하지 않아요.

단지, 내가 진짜 편하게 숨 쉬며 자고 있는지를 확인하는 일일 뿐입니다.

■ 정리

- 수면무호흡증은 자는 동안 숨이 반복적으로 멈추는 병입니다.
- 그냥 코 고는 걸 넘어서, 뇌와 몸에 큰 영향을 줍니다.
- 아침 피로, 주간 졸림, 두통, 혈압 상승 등으로 이어질 수 있습니다.
- 걱정만 하지 말고, **정확히 검사해 보는 것**이 회복의 첫걸음입니다.

PART 2

진단과 치료의 모든 것

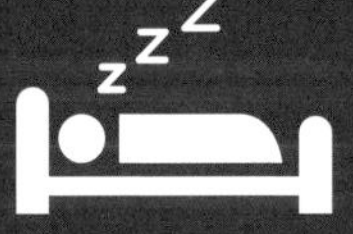

3장

병원에서는 무엇을 확인하나요?

"코골이로 병원에 갔더니 수면다원검사 하래요… 그게 뭐죠?"

처음 듣는 검사 이름에 긴장한 얼굴.

어떤 분은 이렇게 말하기도 합니다.

"그거… 하얀 전선 왕창 붙이고, 못 움직이게 하는 거 아니에요?"

"하루 종일 자야 하나요?"

"혹시… 입원해서 해야 하나요?"

결론부터 말하자면,

☑ 수면다원검사는 **생각보다 편하고,**

☑ 검사 시간은 **하룻밤,**

☑ 검사 방식은 **비교적 간단하며,**

☑ **너무 귀찮아하지 마세요.**

이 검사가 **당신의 수면과 호흡을 한눈에 보여 주는** *가장 정확한* **방법**이니까요.

■ 수면다원검사란?

공식 용어는 **폴리솜노그래피(Polysomnography)**

뜻은 간단합니다:

'자는 동안 당신의 몸에 무슨 일이 일어나는지 기록하는 것'

어떤 걸 보냐면요:

항목	뭘 측정하냐면…
뇌파	깊은 잠을 자고 있는지, 자주 깨는지 확인
눈의 움직임	렘수면(꿈꾸는 단계) 파악
근육 움직임	수면 중 몸이 얼마나 긴장되어 있는지
산소포화도(O_2)	숨이 막히면서 산소가 떨어지진 않는지

코와 입의 공기 흐름	실제로 코골이, 무호흡이 언제 일어나는지
가슴·배 움직임	호흡에 힘이 얼마나 드는지
심전도	심장이 수면 중 어떻게 반응하는지

쉽게 말해,

'자는 동안의 몸 상태를 풀스캔하는 검사'라고 보면 됩
니다.

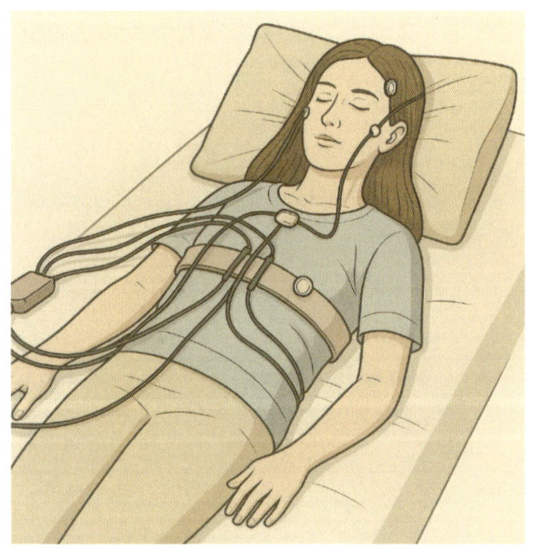

 숨이 멎는 밤(feat.코골이)

■ 검사 방법 - 겁먹지 마세요!

검사는 보통 병원 수면센터나 병실에서 진행됩니다.

1. 저녁 9~10시쯤 병원에 도착

2. 전극(센서)을 머리, 코 주변, 가슴 등에 부착(통증 無)

3. 평소처럼 잠자리에 들고, 자는 동안 센서가 자동 기록

4. 아침 6~7시쯤 기상, 센서 제거 후 귀가

- 검사 시간: 약 6~7시간

- 1박 검사 후 바로 집에 갑니다.

- 코골이 소리, 무호흡 순간, 산소 떨어지는 패턴 모두 분석

■ 검사 결과는 어떻게 나와요?

가장 중요한 지표는 바로 이거예요:

무호흡·저호흡지수(AHI: Apnea-Hypopnea Index)

- 시간당 숨이 몇 번 멈췄는지를 수치로 보여 줍니다.

AHI 수치	해석
5 미만	정상(단순 코골이일 가능성)
5~15	경도 수면무호흡(치료 고려)
15~30	중등도 수면무호흡(치료 시작)
30 이상	고도 수면무호흡(치료 필수!)

AHI 외에도 함께 확인하는 것들:

- 최저 산소포화도(O_2가 90% 밑이면 위험)

- 수면 효율성(잠든 시간 vs 누운 시간)

- 각성 횟수(자는 중 깼던 횟수)

- 코골이 소리의 강도와 빈도

■ 검사 후 어떤 치료가 필요한지는 이 결과로 정해집니다

- AHI가 높다면? → 양압기, 수술, 구강장치 등 고려

- 낮지만 증상 있으면? → 체중 조절, 수면 자세 교정, 코막힘 치료 등

- 숨은 안 멎지만 소리가 심하면? → 진동 부위 점검 + 간단한 수술 가능성

중요한 건,

"정확한 진단 없이 함부로 치료하지 않는 것"입니다.

■ 정리

- 수면다원검사는 자는 동안 코골이와 호흡을 분석하는 검사입니다.
- 하룻밤 병원에서 자면서 진행하고, 통증이나 불편이 거의 없습니다.
- 검사 결과는 수면의 질, 무호흡 정도, 치료 필요성 판단에 결정적입니다.
- 무조건 양압기 처방이 아니라, 검사 결과에 따라 **맞춤 치료**가 이루어집니다.

4장

"피곤해서 그랬겠죠"라는
말의 위험성

"요즘 너무 피곤해서요."

"술 한잔하고 자면 꼭 코를 골아요."

"아직 젊은데 설마 병이겠어요?"

…이런 말, 들어 봤거나 해 본 적 있지 않으신가요?

어쩌면 이 책을 읽고 있는 당신도

지금까지 그렇게 스스로를 안심시키고 있었을지도 모르겠어요.

하지만!

그 말이 꼭 틀렸다는 건 아니지만,

그렇게만 믿고 있으면 진짜 병을 놓칠 수 있다는 게 문제예요.

■ **"피곤해서 그런 거겠죠" → 반은 맞고, 반은 위험**

물론 피곤하거나 스트레스를 많이 받은 날,

술 한잔한 날엔 코골이가 심해질 수 있어요.

그건 **일시적**이고 **회복 가능한 변화**일 수 있어요.

하지만!

☑ 그게 **매일**,

☑ **몇 년째**,

☑ 그리고 **숨을 멈췄다 다시 쉬는 모습**까지 있다면?

그건 **일시적인 게 아닌 '수면무호흡증'일 수 있습니다.**

시간이 지날수록 심해지고, 온몸의 기능을 떨어뜨리는 병이에요.

■ "그냥 살쪄서 그런 거죠" → 살이 문제일 수도 있지만, 다는 아니에요

"살이 쪄서 목이 눌리는 거 아니에요?"

맞는 말입니다.

체중이 늘어나면 **목 안쪽 지방도 늘어나고,**

숨길이 더 쉽게 눌리게 되죠.

하지만!!

마른 사람도 수면무호흡증이 생길 수 있어요.

왜냐하면…

- 혀가 큰 사람

- 턱이 작은 사람(특히 동양인!)

- 편도가 큰 아이

- 코가 막힌 사람(비중격만곡, 비염, 알레르기 등)

- 얼굴 뼈 구조상 좁은 기도를 가진 사람

이런 구조적인 원인이 있을 수 있기 때문이에요.

"난 마른 편인데 코를 골아요" → 절대 방심 금물!

■ "술 먹어서 그런 거죠" → 일시적이지만 반복되면 위험

맞아요.

술은 목 근육을 이완시켜서

숨길이 더 잘 무너지고,

코골이도 심해지고,

수면무호흡도 훨씬 **심해집니다.**

문제는?

"주말마다 술 마시는 사람"

"회식 많은 직장인"

"하루 1캔 맥주로 스트레스 푸는 습관"

→ **무호흡 위험을 반복적으로 키우는 패턴**이 될 수 있어요.

게다가 술 마신 날은 **무호흡 지속시간도 더 길어져요!**

■ "애가 코를 골아요, 근데 크면 괜찮다던데요?" → 큰 오해!

아이들의 코골이는 **절대 그냥 넘어가선 안 되는 신호**예요.

특히 이런 경우:

- 자는 동안 입 벌리고 잔다.
- 자주 깨고, 뒤척임 심하다.
- 낮에 집중력이 떨어진다.
- 성장이 느리다.
- 말수가 줄고, 짜증이 많아졌다.

→ 이런 아이는 **편도비대, 아데노이드 비대, 알레르기 비염** 등

구조적 문제로 인한 수면무호흡증일 수 있습니다.

단순히 "자세 문제"가 아니라,

성장과 두뇌 발달에도 영향을 줄 수 있는 문제예요.

아이의 코골이는 반드시 진료가 필요합니다.

■ "코골이 좀 해도 괜찮잖아요, 자는 거잖아요" → 그 '자는'

동안 몸이 망가집니다

코골이를 **소음 문제**로만 보는 시선이 문제예요.

- **혈압이 안 잡히는 사람**
- **낮에 졸음으로 업무 효율이 떨어지는 사람**
- **우울하고, 집중이 안 되는 사람**

그 증상의 시작이

밤에 숨을 못 쉬고 있다는 것일 수 있어요.

코골이는 '자는 동안'의 문제가 아니라

'다음 날의 삶' 전체를 무너뜨릴 수 있는 문제입니다.

■ 진짜 문제는 '가볍게 여기는 마음'입니다

지금까지 말한 모든 편견은

우리 모두가 한 번쯤은 해 봤을 말일 수 있어요.

그래서 더 조심해야 합니다.

편견은 조용히 찾아와

진짜 병을 늦게 발견하게 만들고,

치료 시기를 놓치게 만들기 때문입니다.

■ 정리

- 피곤, 술, 살, 자세… 다 맞을 수도 있지만 **전부는 아닙니다.**
- 반복되는 코골이, 수면무호흡은 **몸 전체를 지치게 만듭니다.**
- 특히 아이들의 코골이는 성장에 직접적인 영향을 줄 수 있습니다.
- 코골이를 가볍게 여기지 마세요.

진단받고, 정확히 알고, 치료하면 훨씬 좋아질 수 있습니다.

5장

코골이,
치료할 수 있습니다

"코골이는 고칠 수 있어요?"
진료실에서 제일 자주 듣는 질문이에요.
그리고 저는 매번 이렇게 대답하죠.

**"네, 대부분의 코골이는 치료할 수 있습니다.
다만, 맞춤형으로요."**

이 말이 중요한 이유는,
코골이에는 원인이 너무 많고,
모든 사람에게 똑같은 치료가 효과적이지는 않기 때

문이에요.

코골이는 **'원인 찾기 게임'**,

그 원인에 따라 **맞춤 전략을 쓰는 게 핵심입니다.**

■ **치료는 크게 4가지 방향**

구분	어떤 경우에?	대표 방법
① 생활습관 개선	가벼운 코골이, 일시적 코막힘 등	체중 감량, 수면 자세 조절
② 기도 유지 기기	중등도 이상 수면무호흡증	양압기(CPAP), 구강 장치
③ 수술 치료	해부학적 구조 이상 (편도, 비중격 등)	고주파 수술, 편도/코 수술 등
④ 보조 치료	치료 병행 시 or 약한 증상	자세 교정기, 코밴드, 비강확장기 등

하나하나 쉽게 풀어 볼게요.

① **생활습관으로도 좋아질 수 있어요**

가벼운 코골이나

일시적인 수면무호흡 초기 단계는

숨이 멎는 밤(feat.코골이)

생활습관만 잘 조절해도 확 좋아질 수 있습니다.

☑ 체중 감량(특히 목 주변 살이 줄면 숨길이 넓어져요)

☑ 옆으로 자기(등으로 자면 혀가 기도 뒤로 밀려 코골
이 심해짐)

☑ 술 줄이기(특히 자기 전 음주)

☑ 수면 리듬 일정하게 만들기(불규칙한 수면은 무호
흡 악화 요인)

☑ 비염, 코막힘 치료(숨길 뚫어야 코골이 줄어요)

생활습관은 모든 치료의 '기본 옵션'이에요.
무슨 치료를 하든, **이걸 병행해야 진짜 효과 납니다!**

② *양압기(CPAP) - 무호흡 치료의 왕좌!!!!!!!*

이건 이름부터 무서워 보이지만,
실은 굉장히 단순한 원리입니다.

양압기란?

자는 동안 **콧속으로 부드러운 공기를 계속 불어 넣어 주는 장치**

→ 기도가 좁아지거나 막히지 않게 **풍선처럼 살짝 부풀려 주는 역할**을 해요.

언제 쓰나면?

- AHI 수치 15 이상(중등도 이상 수면무호흡증)
- 또는 AHI 수치 10 이상이면서 불면증, 주간졸음, 인지기능 감소, 기분장애의 증상 중 하나가 있을 때
- 또는 AHI 수치가 5 이상이면서 고혈압, 빈혈성 심장질환, 뇌졸중 기왕력, 산호포화도가 85% 미만 중 하나가 있을 때

장점

- 가장 **확실하고, 즉각적인** 치료 효과
- 수면다원검사 중 '적정 압력' 찾아 맞춤 설정 가능
- 뇌 산소공급, 심장 스트레스 줄여 줌

단점

- 처음엔 착용 불편감(콧대 눌림, 공기 새는 느낌 등)
- 매일 써야 효과 있음(습관이 중요!)
- 가격 및 보험 적용 여부 확인 필요

꾸준히 사용하면 **삶의 질이 확 바뀝니다.**

"진짜 숙면이 이런 거였구나" 하는 분들 많아요!

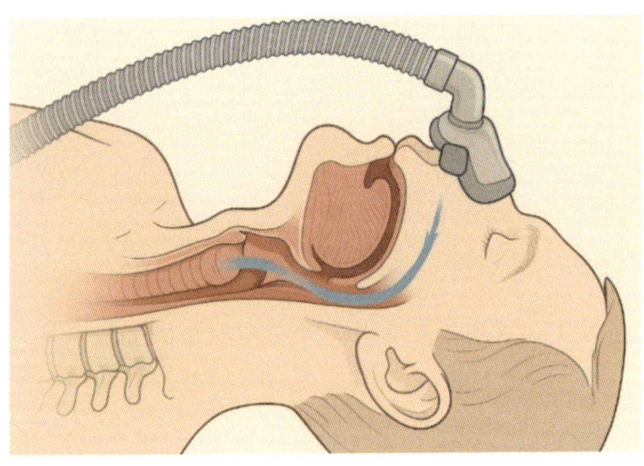

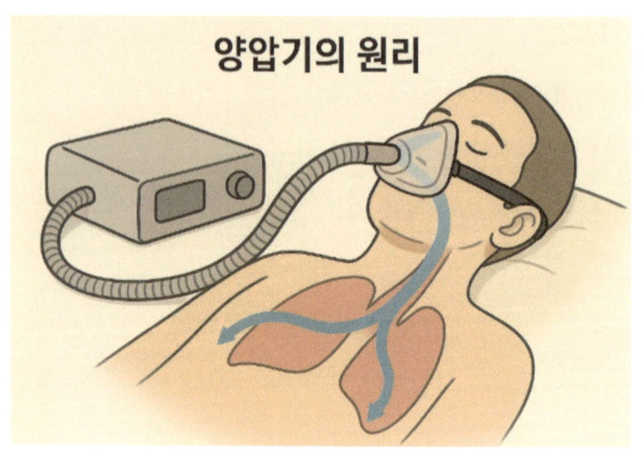

③ 구강장치(구개확장기, 하악전방 장치)

양압기 착용이 힘든 분들 중

무호흡이 경중일 경우,

혹은 **혀나 턱이 좁은 구조**인 분들은

→ **'입 안에 끼우는 장치'로도 치료 가능합니다.**

하악전방장치란?

자기 전에 마우스피스처럼 장치를 끼우면

턱을 살짝 앞으로 당겨 주면서

→ 혀와 기도가 좁아지는 걸 방지해 줍니다.

장점

- 양압기보다 간편
- 휴대성 좋음(여행, 출장에도 OK)
- 소음 無, 배우자도 편안

단점

- **턱이나 치아에 불편감**
- **정기적인 조정 필요**
- 심한 수면무호흡증엔 효과가 약할 수 있음

이런 경우 고려해 볼 수 있어요:

- CPAP이 너무 불편해서 포기한 경우
- 경증 수면무호흡증
- 단순 코골이

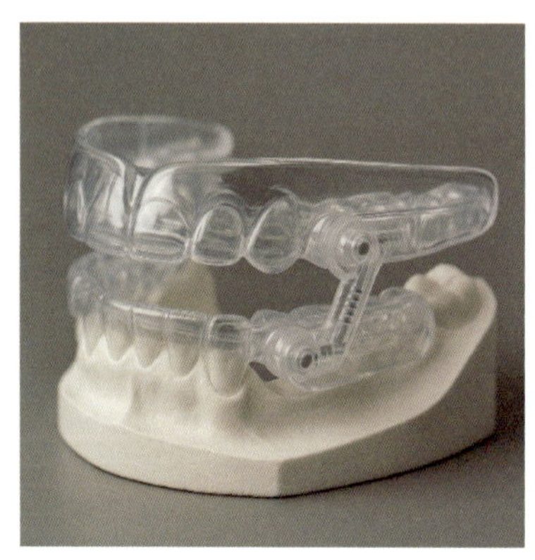

④ 수술 치료 - 원인에 따라 맞춤

아래처럼 **구조적인 원인**이 분명할 땐

→ 수술로 직접 교정할 수 있어요.

문제 부위	치료법 예시
코막힘(비중격만곡, 물혹 등)	비중격 교정술, 내시경 수술 등
목젖, 입천장 늘어짐	구개수 · 연구개 고주파 수축술
편도 비대	편도절제술
혀뿌리 비대	혀뿌리 고주파 축소술

수술은 '만능 해결책'은 아니지만,

확실한 기도 확보가 필요한 경우엔 중요한 옵션입니다.

특히 **다른 치료에 실패했을 때,**

혹은 **양압기 사용을 원하지 않는 경우** 고려해요.

⑤ 기타 보조 치료 - 가볍게 시작해도 좋아요

- 자세교정기: 등을 대고 자지 않도록 유도

- 비강확장기(코 밴드): 코막힘 완화

- 스마트 슬립 앱: 코골이 소리 녹음/패턴 분석

특히 경증이거나

'우선 코골이 상태를 체크하고 싶다'는 분들께 좋아요.

■ 정리

- 코골이/수면무호흡은 **치료가 가능합니다.**

- 정확한 진단을 통해 **맞춤형 치료**를 선택해야 효과적입니다.

- 생활습관 개선은 모든 치료의 기본입니다.

- 양압기, 구강장치, 수술 등 다양한 옵션이 존재하며, **내게 맞는 치료는 반드시 있습니다!**

6장

"다시 안 골 수 있을까요?"
– 재발 방지 & 생활관리법

"치료는 받았는데… 또 코 골면 어쩌죠?"

"다시 무호흡이 생길까 봐 무서워요."

"양압기 끼고 자는 것도, 언제까지 해야 하나요?"

그 마음, 너무 잘 알아요.

치료는 시작일 뿐이고,

진짜 중요한 건 '그 상태를 오래 유지하는 법'이에요.

이 장에서는 코골이와 수면무호흡증이

재발하지 않도록 관리하는 법,

그리고 **평생 숙면할 수 있는 생활 루틴**을 알려 드릴게요.

■ 재발은 왜 생길까?

수면무 호흡증이나 코골이는

원인이 다시 생기면 언제든지 되돌아올 수 있어요.

재발을 유발하는 주요 요인

- 체중 증가
- 수면시간 불규칙
- 코막힘 재발(비염, 감기, 알레르기 등)
- 술, 야식 습관 복귀
- 양압기/구강장치 중단

치료 이후에도 몸은 늘 '원래대로 돌아가려는 힘'이 있어요.

그걸 가볍게 넘기지 않고
'지켜 주는 루틴'을 만들어야 해요.

■ 꼭 실천하면 좋은 5가지 습관

1. 체중 관리

a. 목 주변 살이 늘어나면 기도가 좁아져요.

b. 5~10% 감량만으로도 코골이·무호흡 크게 줄어듭
니다.

2. 술·카페인 줄이기(특히 자기 전!)

a. 알코올은 기도를 무너뜨리고

b. 카페인은 수면 리듬을 망가뜨립니다.

3. 비염·코막힘 철저히 관리하기

a. 계절성 알레르기, 비중격만곡, 만성 비염이 있다면

b. 비강 스프레이, 항히스타민제, 비강세척 습관화 추천

4. 수면 시간 규칙화

a. 평일/주말 수면 시간 차이 최소화

b. 수면 앱으로 체크해 보는 것도 좋아요.

숨이 멎는 밤(feat.코골이)

5. 양압기 꾸준히 착용하기

a. "좀 좋아진 것 같아서 안 했어요" → NO!

b. "좋아져도 유지해야 유지됩니다"

■ "양압기, 평생 써야 하나요?"

많은 분들이 걱정하죠.

하지만 이건 이렇게 생각해 보세요:

"양압기는 약이 아니라 안경이에요."

- 눈이 안 좋으면 안경을 쓰듯,

- 숨길이 잘 안 열리면 양압기로 도와주는 거예요.

☑ 중등도 이상 무호흡이라면, 장기 착용이 안전

☑ 다만, 체중을 감량하거나 구조적으로 교정되면

　　→ 의사와 상의 후 '중단 시험'도 가능해요

무조건 끊으려 하지 말고, '내 몸이 회복되었는지'부터 확인하는 게 좋아요.

항목	체크
아침에 개운하게 일어난다	
낮에 졸리지 않는다	
코골이 소리가 줄었다	
밤에 자주 깨지 않는다	
침대에 눕고 30분 이내에 잠든다	
수면 시간을 규칙적으로 유지 중이다	

3개 이상 YES라면, 잘 관리하고 계신 거예요!

1~2개라면 습관 점검 필요!

0개? 다시 병원 진료가 필요할 수 있습니다.

■ 정리

- 치료 후에도 생활습관 관리가 재발 방지의 핵심입니다.

- 코골이는 '원래대로 돌아가려는 몸의 습관'과 싸우는 일이에요.

- 수면 자세, 체중, 비염, 음주습관 등을 꾸준히 챙겨

야 합니다.

- 양압기는 단순히 쓰는 게 아니라 유지하는 게 치료**입니다.**

- '잘 자는 나'를 오랫동안 지키는 법, 이제는 아셨죠?

실제 환자 이야기

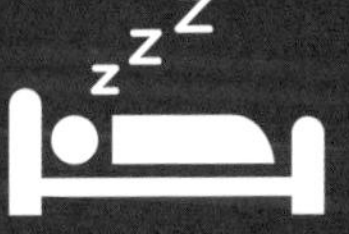

7장

"자고 일어나도 피곤했어요"
– 양압기로 삶의 질이 바뀐 직장인 A씨

"진짜 8시간 잤는데도요… 아침에 일어나면 두통, 멍함, 피로가 그대로였어요."

A씨는 40대 후반의 회사원이었습니다.

자기 전에 TV를 보며 꾸벅꾸벅 졸다 침대로 옮기는 게 일상이었고,

부인은 "도저히 옆에서 잘 수가 없다"며 별방을 쓰고 있었습니다.

낮에는 회의 도중 졸기도 하고,

운전 중 신호대기에서 깜빡 조는 일도 있었죠.

심지어 혈압도 잘 안 잡히고, 늘 가슴이 답답했습니다.

"처음엔 그냥 피곤한 줄 알았어요."

▪ 수면다원검사 결과: 중등도 수면무호흡증

A씨는 회사 건강검진에서 "고혈압 + 수면장애 의심"이
라는 소견을 듣고

이비인후과를 찾았고,

수면다원검사를 받게 됩니다.

결과는?

- 시간당 무호흡 횟수: 23회(중등도)

- 최저 산소포화도: 84%

- 밤새 132번 깨고 있었음

- 깊은 수면(REM)은 전체의 8%뿐

→ "당신은 자는 게 아니라, 밤마다 싸우고 있었던 겁
니다."

의사의 말에 A씨는 말없이 고개를 끄덕였어요.

■ **양압기 착용 첫날의 충격**

양압기 착용 첫날.

처음엔 어색했지만, 새벽까지 한 번도 깨지 않았고

아침에 눈을 뜨자마자 이렇게 말했다고 해요.

"잠을 잤다는 게 이런 거였군요…."

그날 이후 A씨는

- 낮 졸음이 거의 사라졌고

- 고혈압 약도 줄어들었으며

- 무엇보다 '집중력'이 되살아났다고 했어요.

가장 크게 달라진 건?

부인과 다시 한 방에서 자게 된 것.

"남편 숨소리 듣고 자는 게 이렇게 고마운 일이었나 싶어요."

라고 부인은 웃으며 말했습니다.

■ **정리 - 양압기 착용 사례 핵심 요약**

- 코골이 + 낮 피로 + 고혈압 = 수면무호흡 의심

- 수면다원검사로 무호흡 수치 확인

- 양압기 착용 후 삶의 질 극적 개선

- 부작용 없이 매일 착용 가능, 건강 회복 가능성 ↑

8장

"우리 아이가 코를 골아요"
– 아데노이드 수술로 조용해진 초등학생 B군

"자는 동안 입을 벌리고, 숨을 거칠게 쉬어요."
"잘 때 너무 시끄러워서 저도 같이 못 자겠어요."
"낮에도 집중을 잘 못 하고, 늘 피곤해 보여요."

B군은 초등학교 2학년 남자아이.
활달하고 말이 많던 아이였는데,
요즘 들어 짜증도 늘고, 수업 시간에 자주 졸았다는 이야기를 들었습니다.
밤에는 코를 골고, 숨을 쉬다 말다 하는 듯한 모습까지 보였죠.

부모님은 처음엔 "애니까 원래 그렇겠지"라고 넘겼지만,

어느 날 아이가 자다 벌떡 일어나 "숨이 안 쉬어져!"라

고 말했을 때

가슴이 철렁했다고 합니다.

■ 진단: 아데노이드 비대 + 수면무호흡증

이비인후과 진료 후

내시경 검사 결과, B군은 '아데노이드(코 뒤편 림프조

직)'가

기도를 거의 70% 이상 막고 있었습니다.

밤이 되면 더 붓고, 그로 인해 **무호흡**이 생긴 상태였습

니다.

추가적으로 시행한 수면검사에서도

• 시간당 무호흡 수: 12회

• 산소포화도 일시적 저하

• 자는 동안 입벌림, 체위 변화 심함

→ 의사는 말했습니다.

"이대로 두면, 학습·성장·감정 발달에 영향을 줄 수 있습니다."

■ 수술 후의 변화

B군은 전신마취하에 **편도 + 아데노이드 절제술**을 받았습니다.

수술은 1시간 정도로, 안전하게 마무리되었고

입원 1박, 회복기간 약 7~10일 정도가 소요됐습니다.

그리고 수술 후 2주…

어머니는 이렇게 말했어요.

"애가 자는 소리가 안 들리니까 처음엔 오히려 불안했어요.

근데 이제는 너무 조용하고, 아침에 일어나는 게 달라요."

☑ B군의 수면은 깊어졌고

☑ 낮에 집중력도 좋아졌으며

☑ 전보다 훨씬 밝아졌다는 이야기를 학교에서도 들었
　다고 해요.

■ 부모님들이 자주 묻는 질문

Q. 아이가 아직 어려요. 그냥 크면 괜찮아지지 않나요?

→ 꼭 그렇지는 않습니다.

아데노이드와 편도는 나이가 들면서 작아지긴 하지만,
그때까지 반복된 수면무호흡은 **뇌 성장, 정서, 학습에
지장**을 줄 수 있어요.

Q. 수술이 위험하지 않나요?

→ 비교적 안전한 수술이고, 숙련된 이비인후과에서
진행 시
　합병증은 드뭅니다. 대부분의 아이들이 1~2주 내 회복
됩니다.

- **■ 정리 - 성장기 아이의 코골이는 '절대' 그냥 두면 안 됩니다**

- 아이의 코골이 = *성장과 발달의 적신호*

- 수면무호흡이 반복되면 학습, 정서, 집중력 문제까지 올 수 있음

- 편도, 아데노이드 비대가 원인일 경우 수술로 해결 가능

- 수술 후 대부분의 아이들이 수면의 질 향상 + 생활 개선 효과 뚜렷

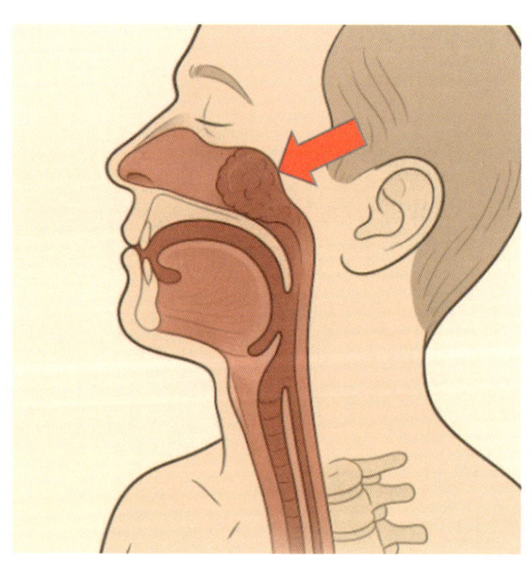

　　　　　　　　　　　　　　숨이 멎는 밤(feat.코골이)

9장

"이상 없대요…
근데 계속 코를 골아요"
– 기도 협착 & 기능성 코골이 환자 C씨

"수면다원검사 결과는 정상이라는데,

왜 저는 계속 코를 골고, 숨이 막히는 것 같을까요?"

"무호흡 수치가 낮아도, 뭔가 이상해요. 자고 나면 너무 피곤해요."

C씨는 30대 후반의 여성.

외견상 건강하고, 체형도 마른 편.

하지만 평소 **입을 벌리고 자며,**

자는 동안 코골이 소리가 점점 심해져

배우자에게 "너 요즘 코 고는 소리 무섭다"는 말까지

들었습니다.

병원을 찾았지만…

수면다원검사상 **무호흡 지수(AHI)는 4.8 - 경계선 이하.**

즉, 기준상 '수면무호흡증'은 아니었습니다.

하지만 증상은 분명 있었죠.
- 입 벌리고 자는 습관
- 아침 기상 후 두통
- 낮 피곤함, 집중력 저하
- 수면 중 숨 막히는 느낌

■ **원인은 '기능성 기도 협착' + 입호흡 습관**

의사는 말했습니다.

"검사 수치만으론 다 설명되지 않는 경우가 있어요."

C씨는 다음과 같은 패턴이 있었어요:
- 구강 구조가 좁고 혀가 뒤로 밀리는 형태

- 자는 자세나 피로 상태에 따라 기도가 쉽게 눌림
- 비염/코막힘으로 인한 만성 입호흡
- 잠들자마자 기도가 잠시 협착되는 미세 무호흡 반복

이런 경우는 **'경계선 수면무호흡증'** 또는
'기능성 코골이'로 불립니다.

치료를 미루면

→ 증상은 서서히 악화되고, **언젠가는 무호흡 진단을**
넘어서게 됩니다.

■ **치료 접근: 예방적이고 다각도로**

1. 수면 자세 교정

a. 옆으로 자도록 훈련

b. 높은 베개 금지(목이 꺾여 기도 좁아짐)

2. 입호흡 교정 & 입술 밀착 훈련

a. 수면 중 입벌림 방지용 테이프(의료용)

b. 낮 동안 의식적으로 코로 숨쉬기

c. 혀 근육 강화 운동(입천장에 혀 올리고 있기 등)

3. 비강 확장 보조기구 사용

a. 코숨밴드, 나잘딜레이터

b. 코막힘이 줄면 입벌림도 줄어듦

4. 전문의 상담 후 구강장치 착용 고려

a. 하악전방장치는 무호흡 치료뿐 아니라 경증 코골이, 미세기도 협착에도 효과 있음

5. 생활 습관 관리

a. 카페인 줄이기

b. 수면시간 규칙적으로

c. 체중 조절(체형은 마른데 목 안에 지방 많을 수도 있어요!)

■ '정상'이라는 말이, 정상은 아닐 수도 있다

C씨는 말합니다.

"검사에서는 정상이래서 너무 혼란스러웠어요.

근데 몸은 계속 이상하니까 더 불안했죠."

그녀는 **생활 습관 교정 + 구강장치 착용**을 병행했고

3개월 후, 드디어

- 아침이 가벼워졌고
- 남편의 "오늘 조용했어"라는 말에 눈물이 핑 돌았다

  고 해요.

■ 정리 - 수치로만 보이지 않는 코골이도 '진짜'입니다

- AHI 수치 낮아도 증상이 있으면 치료 대상일 수 있음
- 입벌림, 구강구조, 자세, 비강협착 등 복합 요인 가

  능성
- 기능성 코골이는 예방적 치료가 더 중요
- "정상이니까 괜찮다"는 말보다 '몸이 보내는 신호'에

  귀 기울이세요.

자주 묻는 질문(FAQ)

■ 코골이가 꼭 병인가요?

☑ 아닐 수도 있지만, **질병의 신호일 수 있습니다.**
특히 무호흡이 동반되거나 아침 피로, 낮 졸림이 있다면 진료를 받아야 합니다.

■ 수면무호흡 검사, 꼭 받아야 하나요?

☑ 아래 중 하나라도 해당되면 **수면다원검사 권장:**
- 자는 중 숨이 멎거나 가쁜 느낌
- 아침 두통, 입 마름
- 낮에 자주 졸림
- 고혈압/당뇨/비만 병력 있음

■ **양압기는 불편하지 않나요?**

☑ 익숙해지기까지는 1~2주 걸릴 수 있지만,

적정 압력 세팅 + 습관화만 되면 대부분 큰 불편 없

이 사용합니다.

수면의 질이 바뀌니 꾸준히 쓰게 되는 분들이 많습

니다.

■ **아이도 수면무호흡증이 생기나요?**

☑ 네, 특히 **아데노이드나 편도비대**가 있는 아이들은

수면 중 무호흡이 나타날 수 있습니다.

성장 지연, 집중력 저하, 야뇨증 등으로 나타나기도

하니 주의 깊게 관찰하세요.

■ **약으로도 코골이 치료가 되나요?**

☑ 근본 치료는 아닙니다.

비염이 동반된 경우엔 약물치료가 도움이 될 수 있

지만,

대부분은 **생활관리 + 장치 or 수술**이 필요합니다.

☑ 병원(이비인후과/수면센터)에서 예약 가능하며,

입원실에서 하룻밤 자면서 검사받습니다.

비용은 보험 여부, 방식에 따라 10~40만원 내외입

니다.

자가 진단 체크리스트
- "나, 진료 필요할까?"

항목	예	아니오
코골이 소리를 주변에서 자주 지적받는다		
자다가 숨이 멈추거나, 깬 적이 있다		
아침에 개운하지 않고 두통이 있다		
낮에도 졸리거나 멍할 때가 많다		
평소 코가 자주 막히고, 입 벌리고 잔다		
체중이 최근 늘었거나, 턱/목이 짧고 두껍다		
술 마시면 코골이가 더 심해진다		

▶ 3개 이상 '예'이면 수면무호흡 또는 코골이 정밀 진료 권장!

코골이 관리 핵심 요약표

항목	내용
가장 흔한 원인	입벌림, 혀 처짐, 목젖 떨림, 비강협착
꼭 필요한 검사	수면다원검사, 비내시경, 기도 구조 확인
대표 치료법	생활습관 + 양압기/구강장치/수술(맞춤형)
생활관리 습관	체중 감량, 옆으로 자기, 술 줄이기, 코막힘 관리
치료 효과 측정	코골이 소리 줄어듦, 수면 질 개선, 낮 피로 감소
재발 방지	루틴 관리 + 정기적 검진 + 치료 중단 주의

코골이와 함께
살아가는 모든 분께

"자는 동안 내가 무슨 일을 겪고 있는지,

나는 몰랐지만… 내 몸은 알고 있었습니다."

수면은 우리 삶의 3분의 1을 차지하는 시간이지만,

그 시간이 **건강을 갉아먹고 있다는 사실**을 알아차리

기란 쉽지 않습니다.

코골이, 무호흡, 입벌림, 아침 두통, 낮 졸림…

이 모든 건 몸이 보내는 작은 신호였습니다.

그 신호를 무시하지 않고,

이 책을 펼쳐 읽어 내려간 여러분은

이미 **회복의 반을 넘은 것**이라고 저는 믿습니다.

■ **코골이는 부끄러운 일이 아닙니다**

우리는 흔히

"코골이 좀 심한데 뭐 어때?"

"피곤해서 그런 거지."

"술 좀 마셨나 보지."

하고 쉽게 넘기곤 합니다.

하지만, 그 안에는

수면무호흡이라는 질병이 숨어 있을 수 있고,

고혈압, 당뇨, 심장질환으로 이어질 위험도 함께 숨겨

져 있습니다.

코골이는 약함의 증거가 아니라,

몸이 균형을 잃었다는 신호입니다.

■ 정답은 '무조건 양압기'가 아닙니다

이 책에서 반복해서 이야기했지만,

코골이의 원인은 사람마다 다릅니다.

원인이 다르면, 치료도 달라야 합니다.

• 어떤 사람은 입호흡을 고치고 나서 좋아지고,

• 어떤 사람은 양압기를 꾸준히 써서 인생이 바뀌며,

• 어떤 아이는 수술 한 번으로 조용한 밤을 되찾습니다.

중요한 건 '나에게 맞는 방식'을 찾는 것.

그리고 포기하지 않고, 지치지 않고, **내 몸을 계속 돌보는 것**입니다.

■ 내가 나를 이해하는 순간, 회복이 시작됩니다

코골이는 눈에 보이지 않습니다.

누군가 나 대신 말해주지 않으면,

내가 어떤 잠을 자고 있는지도 알기 어렵습니다.

하지만 이 책을 통해

당신은 알게 되었을 겁니다.

무엇이 위험한 신호인지,

어떻게 진단받고,

어떻게 치료하고,

어떻게 살아가야 하는지를.

그것이면 충분합니다.

마지막으로,

이 책이 여러분의 밤을 조용하게 만들 수는 없을지도
모릅니다.

하지만,

**여러분이 어떤 밤을 만들어야 하는지는 알려 줄 수 있
습니다.**

더 이상 두렵지 않게,

더 이상 피곤하지 않게,

이제는 잠드는 것이 걱정이 아니라

회복이 되는 밤을 맞이하시길 바랍니다.

함께 읽어 주서서, 진심으로 감사합니다.

여러분의 조용한 밤을 언제나 응원합니다.

2025년

이비인후과 전문의

유제원 올림

 숨이 멎는 밤(feat.코골이)

숨이 멎는 밤
(feat. 코골이)

초판 1쇄 발행 2025년 8월 8일

지은이   유제원
펴낸이   이기봉
편집   좋은땅 편집팀
펴낸곳   도서출판 좋은땅
주소   서울특별시 마포구 양화로12길 26 지월드빌딩 (서교동 395-7)
전화   02)374-8616~7
팩스   02)374-8614
이메일   gworldbook@naver.com
홈페이지   www.g-world.co.kr

ISBN   979-11-388-4572-4 (03510)